BEI GRIN MACHT SICH IHR
WISSEN BEZAHLT

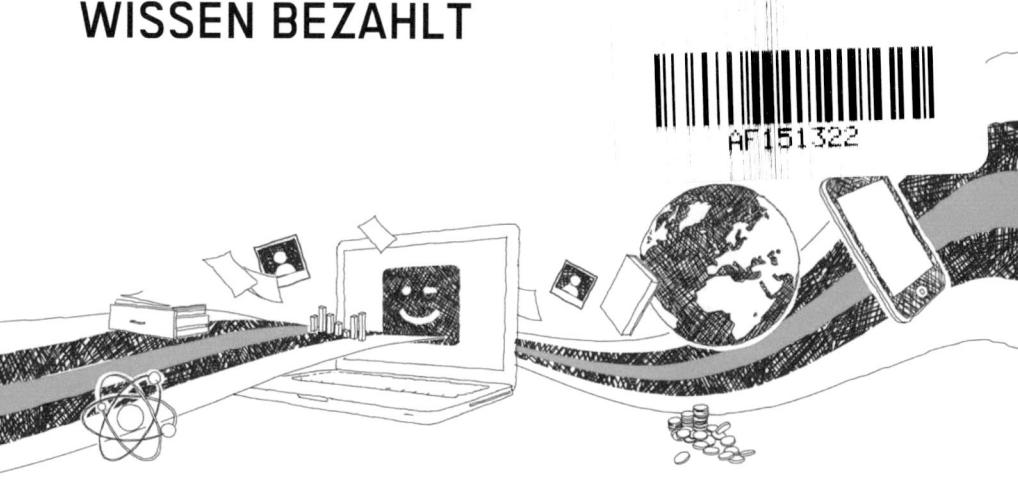

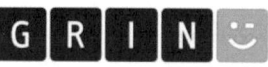

Bibliografische Information der Deutschen Nationalbibliothek:

Die Deutsche Bibliothek verzeichnet diese Publikation in der Deutschen National-bibliografie; detaillierte bibliografische Daten sind im Internet über http://dnb.d-nb.de/ abrufbar.

Impressum:

Copyright © 2014 GRIN Verlag, Open Publishing GmbH
Druck und Bindung: Books on Demand GmbH, Norderstedt Germany
ISBN: 9783668218673

Dieter Löffler

Beurteilung der quantitativen Studie "Growing old at home". Hintergründe, Ergebnisse und Relevanz

GRIN Verlag

GRIN - Your knowledge has value

Der GRIN Verlag publiziert seit 1998 wissenschaftliche Arbeiten von Studenten, Hochschullehrern und anderen Akademikern als eBook und gedrucktes Buch. Die Verlagswebsite www.grin.com ist die ideale Plattform zur Veröffentlichung von Hausarbeiten, Abschlussarbeiten, wissenschaftlichen Aufsätzen, Dissertationen und Fachbüchern.

Besuchen Sie uns im Internet:

http://www.grin.com/

http://www.facebook.com/grincom

http://www.twitter.com/grin_com

Dieter Löffler:

Beurteilung einer quantitativen Studie:

Growing old at home – A randomized controlled trial to investigate the effectiveness and cost-effectiveness of preventive home visits to reduce nursing home admissions

Inhaltsverzeichnis:

1 Einleitung

Im Rahmen der Lehrveranstaltung: „Evidenzbasierung in der Pflege" habe ich beschlossen, mich mit einer quantitativen Studie auseinander zu setzen. Nachdem in der einführenden Vorlesung zur quantitativen Pflegeforschung herausgearbeitet wurde, dass in der Pflegeforschung der Anteil von quantitativen Studien gegenüber den qualitativen eher gering ist, wurde ich aufmerksam. Als dann weiter dargestellt wurde, dass es von den quantitativen Studien, speziell in der deutschsprachigen Pflegeforschung, wiederum nur sehr wenige gibt, die dem höchsten Standard einer randomisiert kontrollierten Studie entsprechen, entschied ich mich, eine solche RCT-Studie zu suchen. Da ich ausgebildeter Altenpfleger bin und im Berufsfeld der häuslich ambulanten Altenpflege arbeite, machte ich mich entsprechend auf die Suche nach einer RCT Studie mit geriatrischen Bezug innerhalb des Bereiches der häusliche Pflege. Zudem sollte sie in Deutschland durchgeführt worden sein.

Ich durchforstete verschiedene Datenbanken, die an PUBMED angeschlossen sind, recherchierte auf CINAHL, schaute mich in der Bibliothek in Fachzeitschriften um, und tat mich schwer, etwas Passendes zu finden. Ich startete meine Suche über die Stichworte: *rct + home + care + elderly + german* und variierte diese, teils auf Englisch, teils auch auf Deutsch. Nach verschiedenen Variationen und Links, denen ich folgte, stieß ich über PUBMED auf die Studie: „*Growing old at home – A randomized controlled trial to investigate the effectiveness and cost-effectiveness of preventive home visits to reduce nursing home admissions*", veröffentlicht über biomedcentral.com/1471-2458/8/185. Diese Studie zum Nutzen von präventiven Hausbesuchen wurde von der Martin-Luther-Universität Halle-Wittenberg in Kooperation mit der Universität Leipzig und der Universität Bremen, unter der Leitung von Professor Behrens, im Raum Halle und Leipzig vom 01.02. 2007 bis zum 31.01.2010 durchgeführt. Sie traf genau mein Interesse, um mich hier in dieser Hausarbeit ausführlich mit der Beurteilung einer quantitativen Studie zu befassen.

Im 2. Kapitel gebe ich hierzu Informationen zum Hintergrund der Studie, bevor im 3. Kapitel die Forschungsfrage näher untersucht wird. Von dort ausgehend soll unter 4 das Design der Studie erläutert werden. Die Ergebnisse der Studie in ihren Aussagen, sowie in ihrer Relevanz und Bedeutung, werden im 5. und 6. Kapitel im Zentrum der Betrachtung stehen. Abschließend erfolgt unter 7 mein Fazit.

2 Erläuterung und Hintergrund zur Studie

Aufgrund der demographischen Entwicklung werden verschiedenste Konzepte zur ambulanten und stationären geriatrischen Versorgung in Deutschland diskutiert. Das Konzept der präventiven Hausbesuche für ältere Menschen zielt unter anderem auf die Reduktion von Pflegeheimaufnahmen und Krankenhausbehandlungen (vgl. Meinck, M. in Günster, C. et al (2012), S. 249 – 258).

International wurden präventive Hausbesuche schon über Jahrzehnte in randomisiert kontrollierten Studien mit uneinheitlichen Ergebnissen erforscht (vgl. ebd. S. 251). In Deutschland gab es hierzu bisher kaum Studien. Meinck erwähnt hier drei unterschiedliche, jeweils regionale, Studien aus Deutschland: Projekt „mobil" des DIP (2008), Projekt „Gesund älter werden" von Theile et al. (2008) und das von mir untersuchte Projekt „Altern zu Hause", das von Fleischer et al (2008) beschrieben wird.

Nach weiterer Recherche im Internet fand ich auf der Seite des Universitätsklinikums Halle eine kurze Zusammenfassung dieser Studie (http://www.medizin.uni-halle. de/index.php?id=670), das englische Abstract zur Vorab-Veröffentlichung ist im Anhang dieser Arbeit beigelegt.

Der Hintergrund dieser Studie bildet die Feststellung, dass in unserer alternden Gesellschaft zum einen der einzelne Bürger so lange wie möglich von sich aus zuhause leben möchte, und dies zum anderen aber auch gesellschaftlich von Vorteil ist. Hierdurch würden im Vergleich zu einer Versorgung im Pflegeheim für die Sozialversicherungsträger weniger Kosten entstehen (vgl. Fleischer, S. et al (2008), S. 1). Zudem wird allgemein vermutet, dass die Potenziale familiärer Netzwerke abnehmen und der einzelne Mensch sich zunehmend allein versorgen muss bzw. die Hilfe professioneller Dienste benötigt. Der präventive Hausbesuch als Beratung und Informationen, die den älteren Menschen ins Haus gebracht werden, wird als Möglichkeit gesehen, deren Gesundheit zu fördern und die selbstständige Lebensführung so lange und umfangreich wie möglich zu erhalten. Die Schwelle zu ambulanten Hilfsangeboten soll gesenkt und Interventionsmöglichkeiten erhöht werden (vgl. Gebert, A.; Schmid, C. (2009), S. 53).

Präventive Hausbesuche sind meines Erachtens eine ausbaufähige Möglichkeit der Beratung in Form einer Bringstruktur. In unserem Gesundheitssystem ist es überwiegend so, dass sich Betroffene zu einer Einrichtung begeben müssen, um sich dort Rat zu holen. Doch gerade im komplexen Feld der häuslichen Altenpflege scheint eine Beratung und Unterstützungs-Intervention vor Ort von Vorteil. Zentral scheint mir dabei die Frage, neben den notwendigen fachlichen Instrumenten, wer die Intervention durchführt, wie sich die entsprechende Beratungs-Beziehung gestaltet. Diese Frage bekommt in der Studie kein Gewicht. Vielleicht deshalb, weil sie mehr in eine qualitative Forschung fallen würde. Trotzdem wäre dies zu bemängeln, da der Beziehungsaspekt für solch eine Intervention nicht zu vernachlässigen ist. Dieser Punkt lässt für mich die Frage offen, wie realitäts-bezogen die tatsächliche Studien-Intervention und deren Ergebnis einschätzbar ist.

3 Die Fragestellung der Studie

Auf der genannten Internetseite des Universitätsklinikums Halle wurde die Fragestellung wie folgt formuliert: *„Können präventive Hausbesuche durch geschultes Personal helfen, den individuellen Hilfs- und Pflegebedarf von über 80-jährigen zu ermitteln, deren Kompetenzen und Ressourcen für eine autonome Lebensführung zu stärken, die Versorgung durch Angehörige zu optimieren, sowie bei Bedarf ambulante Dienstleister zu vermitteln?"*

Im umfangreicheren englischsprachigen Studien-Protokoll lässt sich Forschungsfrage auf den ersten Blick nicht eindeutig identifizieren. Aus dem Titel lässt sich schließen, dass von der Annahme ausgegangen wird, präventive Hausbesuche verringern die Anzahl von Pflegeheim-Übersiedelungen. Im weiteren Verlauf des englischen Protokolls findet sich am Ende von Seite 2, unscheinbar im Fließtext, folgende, klärende Formulierung: „Our hypothesis is: Preventive home visits will reduce the incidence of nursing home admissions within the investigated period of 18 months. Furthermore we expect the intervention to be cost-effective. The results can be used as a basis for recommendations on the funding and implementation of preventive home visits in Germany."

Hiermit ist die Forschungsfrage genannt und gleichzeitig die Erwartung formuliert, dass die Forschungsergebnisse als Basis der Implementierung von präventiven Hausbesuchen in Deutschland dienen können. Damit lässt sich weiter sagen, dass bezüglich der Operationalisierung, die Zahl von Eintritten ins Pflegeheim als die abhängige Variable klar benannt ist. Es wird erwartet, dass sich diese durch präventive Hausbesuche reduziert. Womit sich hierin die unabhängige Variable erkennen lässt. Als weitere abhängige Variable wird dann die wirtschaftliche Effizienz aufgeführt, indem angenommen wird, dass sich durch die Intervention Kosten einsparen lassen. Wobei sich für diesen Teilaspekt die Operationalisierung aufwendig und schwierig gestalten dürfte.

Durch die Nennung des Zeitraums der Untersuchung ist ein klarer Rahmen gesteckt. Ob und wie sehr sich die Nachhaltigkeit einer Intervention in einem Zeitraum von 18 Monaten messen lässt, könnte man weiter diskutieren.

Die Stichprobe wird in der Hypothese nicht explizit benannt. Entschuldigend kann gesagt werden, dass aus dem Zusammenhang der vorangegangenen Sätze deren Population klar deutlich wird. Die exakten Kriterien der Stichprobe bestimmen, dass nur Menschen über oder gleich 80 untersucht wurden, die zudem körperliche Beeinträchtigungen haben. Dies ist durchaus eine spezielle Gruppe, und ob sie repräsentativ ist bezüglich des Nutzens der geplanten Intervention kann bezweifelt werden. Dies könnte sich gegebenenfalls negativ auf die Relevanz der gesamten Studie auswirken.

Die Falsifizierbarkeit der These ist grundsätzlich gegeben, wobei sie jedoch positiv formuliert ist, so dass die gewünschten Ergebnisse erwartet werden. Hiermit ist die Gefahr gegeben, dass Gegenpositionen bzw. Aspekte übersehen werden. Somit lässt sich sagen, dass die Studienhypothese in H1-Form auf Verifizierbarkeit, nicht auf Falsifizierbarkeit, ausgelegt ist (vgl. König (2013): unveröffentlichte PPT zur 2. Vorlesung, S. 3 und 6).

4 Studiendesign und methodisches Vorgehen

Das Studiendesign ist von zentraler Bedeutung für eine Studie. Zuerst ist zu klären, ob ein qualitative oder eine quantitative Forschung vorliegt bzw. geeignet ist, die Forschungsfrage zu bearbeiten. Je nachdem ergeben sich unterschiedliche Prozess-Verläufe und damit auch ein unterschiedliches Design. Während bei qualitativer Forschung der Prozess zirkulär verläuft, die Ergebnisse durch Sampling zu neuen Ausgangslagen führen und prinzipiell induktiv vorgegangen wird,   zeichnet sich quantitative Forschung durch deduktives Vorgehen und einen linearen Prozess-Verlauf aus (vgl. ebd., S. 23 f).

4.1 Das Design der untersuchten Studie

Schon aus dem Studientitel, der wissenschaftlichen Empfehlung entsprechend, wird deutlich, um welche Art von Studie es sich handelt. Es ist eine quantitative Studie des höchsten Standards, experimentell und randomisiert kontrolliert. Zudem wird multizentrisch (Halle und Leipzig) vorgegangen und durch die verschiedenen Messzeitpunkte innerhalb eines zeitlichen Verlaufs, kann man von einer Längsschnittstudie sprechen. Die Studie wurde in ClinicalTrials.gov unter der Nummer NCT00644826 registriert

4.2 Die Randomisierung

Die Randomisierung in Bezug auf die Zuteilung zur Interventionsgruppe oder Kontrollgruppe erfolgt blockweise und stratifiziert nach den Studienzentrum Halle und Leipzig. Die Geheimhaltung der Randomisierungsliste wird nicht weiter erwähnt, außer dass mit der üblichen Sorgfalt vorgegangen wird. Weil zuerst für alle ein Screening durchgeführt wurde und danach die Gruppen randomisiert aufgeteilt wurden, ist für beiden Gruppen die Vergleichbarkeit gewährleistet. Eine Doppel-Verblindung, dass weder der Forscher noch der Klient weiß, wer die zu untersuchende Intervention (in doppelt-verblindeten Studien sind dies oft neu entwickelte Arztneimittelwirkstoffe) erhält und wer nicht, ist hier per se ausgeschlossen. Die Forscher wussten also, wer sich in welcher Gruppe befindet, könnten somit durch ihre Erwartungshaltung Ergebnisse beeinflussen. Die Auswertung und Daten-analyse wird dagegen von einem Statistiker durchgeführt, der nicht in die Durchführung eingebunden ist und die Daten verblindet erhält, ohne zu wissen aus welcher Gruppe sie stammen. An dieser Stelle ist damit Objektivität gewährleistet.

4.3 Die Stichprobe

Die Stichprobe an sich wurde auf drei Wegen rekrutiert, über Hausärzte, über Krankenhäuser und per Post (mit Hilfe der Meldebehörden). Die Teilnehmer mussten zwingend 80 Jahre oder älter sein und Beeinträchtigungen in Bezug auf ihre Alltagsbewältigung mitbringen (Pflegestufe 1 oder vergleichbar). Ausgeschlossen wurden Personen ohne ausreichende Deutschkenntnisse, Personen mit kognitiven Beeinträchtigungen bzw. ohne Einwilligungsfähigkeit und Personen, deren Pflegebedarf höher als Pflegestufe 1 lag.

Obwohl die Teilnehmer auf verschiedenen Wegen rekrutiert wurden, lässt sich fragen, in wie weit die gefundenen Teilnehmer repräsentativ sind. Es ist davon auszugehen, dass viele der alten Menschen, die freiwillig an der Studie teilnahmen, tendenziell eh aktiver in puncto Selbstsorge und dem Managment ihrer Defizite sind, als andere. Da dies aber in den Forschungsgegenstand fällt, ist dies problematisch. Zudem wurde schon an anderer Stelle darauf hingewiesen, dass die Auswahlkriterien an sich, bezogen auf die Intervention selbst, aber auch auf die Repräsentativität der Ergebnisse, problematisch sein könnten.

Zur Berechnung der notwendigen Stichprobengröße wurde, bezüglich der Hauptzielgröße „Heimübersiedelung", von dem Effekt ausgegangen, dass diese sich innerhalb der Stichprobe von 20% auf 7% bei der Interventionsgruppe verringern sollte. Die Drop-Out-Rate wurde mit 30% veranschlagt, da in dieser Altergruppe von erhöhter Mortalität und Multimorbidität ausgegangen wird. Der Alphafehler wird mit 5%, also mit einer durchschnittlichen Signifikanz einbezogen, β wird auf 20 % geschätzt,. Die Angabe der „Power" fehlt, sie wird wahrscheinlich wie üblich auf 80% gesetzt. All dies zusammen ergibt laut Studienbeschreibung eine Stichprobengröße N von 320.

4.4 Der lineare Forschungsprozess und die weiteren wichtigen Stationen darin

Von der Forschungsfrage ausgehend, über die bisher beschriebenen Stationen, sollen nun weitere zentralen Punkte im Verlauf dieser quantitativen Untersuchung erläutert werden. Nachdem über ein Screening die geeigneten Teilnehmer ausgewählt und randomisiert in die jeweiligen Gruppen zugeteilt wurden, folgte der zentrale Punkt der Baseline-Erhebung. Dies ist sozusagen der eigentliche Starpunkt des Experiments, die weitere konkrete Operationalisierung der Forschungsfrage. Hier wurde nun für beide Gruppen gleichermaßen die Ausgangslage erfasst. Dies bedeutete eine Erhebung mittels eines standardisierten Fragebogens zur Feststellung der gesundheitlichen Situation im weiteren Sinne. Auf die konkreten und sehr umfangreichen Instrumente wird hier aufgrund des Umfangs nicht weiter eingegangen, eine detaillierte Beschreibung befindet sich im Anhang (Fleischer et al (2008), S. 4 und Tbl. S. 7). Für die Kontrollgruppe folgte keine weitere Intervention außer der späteren Enderhebung, während für die Interventionsgruppe beim ersten Termin neben der Baseline-Erhebung ein umfangreiches geriatrisches Assessment mit durchgeführt wurde, u.a. mit dem Screening AGAST und dem Screening nach Lachs (vgl. ebd.). Dieses wurde interdisziplinär in Team-Fallbesprechungen begutachtet und als Grundlage genommen für den zweiten Termin, der drei Wochen später geplant wurde. Hier wurden dann individuelle Empfehlungen erarbeitet und ausgesprochen, Interventionen vorgeschlagen und die lokalisierten Problemfelder mit den Betroffenen zusammen näher erörtert. In einem dritten Hausbesuch nach weiteren vier Wochen, bezeichnet als Booster-Sitzung, wurde überprüft, ob die Empfehlungen umgesetzt werden konnten und praktikabel waren. Bei Bedarf konnte hier auch weitere Empfehlungen gegeben werden (vgl. ebd).

Vom Zeitpunkt der Baseline ab gerechnet 18 Monate später fand für beide Gruppen die abschließende Erhebung statt, in der Studie als Follow Up bezeichnet. Hier ist der primäre Endpunkt (primary outcome) gesetzt, indem die Anzahl der Heimübersiedelungen zu diesem Zeitpunkt gemessen wird (nur vollstätionäre Versorgung, keine Tagespflege, Kurzzeitpflege o. ä.). Zudem werden in der Studienbeschreibung mehrere sekundäre Endpunkte benannt, die über den gesamten Zeitraum von 18 Monaten betrachtet werden: -die Zeit bis zum möglichen Eintritt ins Pflegeheim; -benötigte professionelle Pflegedienstleistungen und deren Kosten, -die Kosteneffektivität präventiver Hausbesuche (anhand einer inkrementellen Bestimmung); -der Gesundheitszustand; -die gesundheits-bezogene Lebensqualität; -die Häufigkeit von Stürzen (vgl. ebd. S. 4.) Zur Abschlusserhebung wurden für beide Gruppen wieder dieselben standardisierten Fragenbögen eingesetzt, abgelehnt an die der Baseline-Erhebung.

Dieser Aufbau entspricht hier ganz den Anforderungen einer wissenschaftlichen, experimentellen Studie. Für die tatsächliche Überprüfung des Erfolgs von präventiven Hausbesuchen scheint mir jedoch neben solch einem möglichen Ablauf, vor allem der Blick auf die Qualität der Beratungsgespräche mit entscheidend zu sein. Zu diesem Punkt wird wenig gesagt, außer, dass es sich um fachlich geschultes Personal handelt. Die Frage der Haltung oder des Kommunikationsstils taucht nicht auf und bekommt keine Gewichtung. Für eine quantitative Forschung mag das nicht überraschen, lässt sich die Beratungsqualität aufgrund mancher weicher Kriterien doch schlecht festlegen. Eine Berücksichtigung wäre z.b. jedoch dadurch möglich, dass die Interventionsgruppe auch hierzu (eventuell separat) befragt wird und man auch diese Ergebnisse in der Auswertung mit aufnimmt.

5 Auswertung der Studie

Der Beurteilung dieser beschriebenen Studie liegt die genannte Veröffentlich von Fleischer et al (2008) zugrunde. Wie beschrieben wurde die Studie bei „clinicaltrials.gov" unter der Nummer NCT00644826 registriert. Auf der entsprechenden Seite ist zu lesen, dass die letzten Updates zur Studie im Juni 2010 stattfanden. Weiter ist zu lesen: *„No Study Results Posted"*. Bei der Suche auf Dimdi, Medline oder Pubmed tauchte auch nur die bekannte Veröffentlichung ohne weiteres Ergebnis auf. Auf der Projektseite der Uniklinik Halle gab es keine weiteren Verweise. Erst bei einer Ausweitung der Suche über „Pubmed. Com" und „all database" stieß ich auf den Artikel *„Effectiveness of preventive home visits in reducing the risk of falls in old age: a randomized controlled trial"* veröffentlicht über die Zeitschrift „Clinical Interventions in Aging" („Dove Press") von Luck T. et al im Juni 2013. Hier handelte es sich laut Suche tatsächlich um die Studie mit der Registrierungsnummer NCT00644826, jedoch mit anderem Titel.

5.1 Die falsche Studie?

Mein Fund überraschte und verwirrte mich etwas. Laut Titel geht es nur um die Verringerung des Sturzrisikos. Bei genauerer Betrachtung erweist sich aber, dass es tatsächlich dieselbe Studie ist, nur dass ausschließlich einer der Punkt des sekundären Endziels (secondary outcome) herausgegriffen wurde und dann als scheinbare Hauptzielgröße dargestellt wird (diese „2." Studie ist ebenfalls im Anhang beigefügt).

Es wird hier anfangs von 230 Teilnehmern gesprochen, später wird dann dargestellt, dass es zu Beginn 305 (entsprechend der ursprünglichen Studienbeschreibung) waren, jedoch nur noch 230, also 75,4 %, zum Endpunkt oder Follow Up nachuntersucht werden konnten.

Ansonsten ist die Studienbeschreibung identisch, nur dass alles auf die Sturzvermeidung ausgelegt ist.

In wie weit es wissenschaftlich gängig ist, nur Teile aus Studien bzw. diese (positiven) Teil- Ergebnisse zu extrahieren und darzustellen, kann ich nicht einschätzen. Neutralität und Transparenz, die grundsätzliche Axiome in der Wissenschaft darstellen, lassen hier meines Erachtens zu wünschen übrig.

5.2 Bewertung der Studienergebnisse

Hier in dieser Hausarbeit möchte ich nun ungeachtet dieser Kritik, die vorliegenden Teilergebnisse näher betrachten. Die Aussage bezüglich des Nutzens von präventiven Hausbesuchen wird bezogen auf die Inzidenzrate, die Anzahl von neuen Stürzen in dem untersuchten Zeitraum. Hierzu wird das Poisson-Regressionsmodel herangezogen, das für nicht-lineare Regressionen verwendet wird (vgl. Vatter (1998), S.15). Die Entscheidung für dieses Auswertungsverfahren wird in der Studie näher begründet (vgl. Lurck, T. et al (2013), S.699f). Die Anzahl von Stürzen wird als eine abhängige rational- skalierte Variable verwendet, in Verbindung mit mehreren unanhängigen nominalen Variabeln wie Zugehörigkeit zur untersuchten Gruppe, Alter, Geschlecht, Selbstpflegedefizit, Einstufung in Pflegestufen, etc. Zu Beginn der Studie war die Anzahl der Stürze vergleichbar. Zum Zeitpunkt der Enderhebung lag das Verhältnis der Auswirkung der Intervention bei der Interventionsgruppe mit IRR: 0,63 deutlich verändert im Vergleich zur Kontrollgruppe mit IRR: 1,96. IRR bedeutet Incidence Rate Ratio, also das Verhältnis der Inzidenzrate gemessen zum Ausgangspunkt und Endpunkt. Diese Werte bzw. die Differenz sind als Effektmaß zu betrachten. Der Autor spricht in diesem Fall von einer klaren Signifikanz des Ergebnisses. Eine tiefer gehende Poweranalyse soll von meiner Seite hier nicht stattfinden. Hierzu sei auf den Anhang verwiesen (vgl. ebd., S. 700f).

5.3 Attrition Bias

Bezüglich der initialen Gruppenzuordnung ist davon auszugehen, dass diese vollständig so belassen werden konnte. In der Beschreibung findet sich keine weitere Angabe, dass es Personen gab, die die Gruppen gewechselt haben. Von einer Intention to Threat Analyse kann man trotzdem nicht sprechen. Im Gegenteil; für die Auswertung wurden alle Abbrecher und alle Personen, die heraus fielen, nicht berücksichtigt. Man spricht hier von einer Per-Protocol-Analyse, einem Vorgehen, womit man günstigere Ergebnisse erzielen kann, die jedoch die Realität nicht adequat abbildet. Vor allem wenn es 25% der Stichprobe sind, die herausgenommen werden (vgl. Ebd.,S. 700), wie hier in der Studie, sind die Ergebnisse unter Vorbehalt zu betrachten. Dies wird zwar transparent dargestellt und teilweise begründet, was jedoch nicht daran ändert, dass ein wichtiger Standart unerfüllt bleibt. Dies ist als ein Bias zu betrachten, der die interne Validität betrifft, womit die Effektstärke weniger glaubhaft wird. Auch wird bei einem Gesamt-Ausfall von über 25% das Kriterium nicht erfüllt, dass 80% der ursprünglichen Stichprobe nachuntersucht werden sollte. Bei der Interventionsgruppe waren es 78 %, bei der Kontrollgruppe sogar nur 72%, die nachuntersucht wurden.. Also ein zusätzlicher Schwachpunkt, der unerwähnt bleibt.

6 Zusammenfassende Beurteilung der Studie bezüglich der Gütekriterien

Die Qualität einer Untersuchung lässt sich an drei zentralen Gütekriterien festmachen, der Objektivität, der Reliabilität und der Validität (vgl. Bortz, J. und Döring, N. (2006), S. 195).

Die Durchführungsobjektivität (vgl. ebd.) scheint gegeben durch die standartisierten Fragebögen und Erhebungsinstrumente. Auch in anderen Punkten der Objektivität ist davon auszugehen, wie bei standardisierten, quantitativen, kontrollierten Studien üblich, dass die Objektivität erfüllt wird (vgl. ebd.). Dies wurde an eingen Stellen in dieser Arbeit belegt.

Die Reliabilität gibt die Messgenauigkeit eines Untersuchungs-Instrumentes an (vgl. ebd. S. 196). Dies ist u.a. eine Frage der Operationalisierung einer Forschungsfrage. Da in der ursprünglichen Studie, mit ihrer Hypothese, auch von dem wirtschaftlichen Nutzen in Bezug auf die Gesundheitsversorgung die Rede ist, wird die Operationalisierung komplex. Zudem wurden, wie beschrieben, mehrere sekundäre Endpunkte gesetzt, was aus der Hypothese nicht zwangsläufig abzuleiten wäre. So ist für Entwicklung von Messinstrumenten der Aufwand und die Komplexität nochmals zusätzlich gesteigert. Aus Gründen des Umfangs wurde hier nicht näher auf die verschiedenen, umfangreichen Messinstrumente eingegangen. Es ist davon auszugehen, dass diese sorgfältig entwickelt wurden. Gleichzeitig ist aber aufgrund dieser Komplexität eine Überprüfung durchaus erschwert. Die Beurteilung der Transparenz erfordert hier ein sehr umfangreiches und komplexes Wissen für Außenstehende. Diese gewisse Unübersichtlichkeit könnte die Verfasser der Studie eventuell in die Lage bringen, die Ergebnisse zu „frisieren". Ob dies aber tatsächlich der Fall sein könnte, kann ich nicht ausreichend beurteilen.

Nachdem sich die letzen beiden Abschnitte im Grunde nochmals auf den Aufbau der Studie bezogen, führten nun die letzten Sätze zum entscheidenden Punkt der Validität der Studienergebnisse, worauf unter 5.2 teilweise schon eingegangen wurde.

6.1 Die Validität der Teilergebnisse

Hier ergibt sich das beschriebene Problem, dass die Ergebnis-Studie ungleich oder nur ein Auszug der ursprünglichen Studie ist. Dies lässt sich als Publikationsbias bezeichnen, ebenso die Per-Protocol- Auswertung. Die interne Validität ist damit fragwürdig. Dies wirkt sich meines Erachtens auch auf die externe Validität aus, da die Glaubwürdigkeit bzw. die Übertragbarkeit auf eine Gesamtpopulation außerhalb der Studiengruppe in Zweifel gezogen werden kann. Generell gesehen sind die Ergebnisse, gerade auch hinsichtlich des umfassenden Instrumentariums zu Erhebung von Daten und der daraus resultierenden Interventionen, aber durchaus interessant.

6.2 Die Validität der Gesamtstudie

Nach weiteren Recherchen aufgrund der unbefriedigenden bzw. zweifelhaften Ergebnisse suchte ich unter dem Namen des Autors *Luck* und dem Stichwort *präventive Hausbesuche* u.a. nochmals auf der Internetseite des Universitätsklinikums Halle. Nun stieß ich auf die Veröffentlichungsreihe „Hallesche Beiträge zu den Gesundheits- und Pflegewissenschaften". Dort finden sich Beiträge, die ausschließlich über diese Internetseite veröffentlicht werden. Unter dem Jahrgang 2011 fand sich die Veröffentlichung von Luck, T. et al (2011): *Altern zu Hause - Unterstützung durch präventive Hausbesuche. Eine randomisierte kontrollierte Interventionsstudie.* Diesmal eine Veröffentlichung auf Deutsch, die die Studie samt Ergebnis beinhaltet. Da ich zu diesem Zeitpunkt schon am Ende dieser Arbeit stand, wollte ich die Arbeit nicht von vorn beginnen, und sah meine Beschäftigung mit den englischen Texten als gute Übung an.

Nach Durchsicht des gesamten Ergebnisberichts, worauf ich nun nicht mehr detailliert eingehen möchte, wurde mir klar, weshalb ich mich mit meiner bisherigen Suche schwer tat und nur auf eine Veröffentlichung zu Teilergebnissen stieß. Denn es „...konnte eine *signifikante Reduzierung der Rate von Umzügen in Heim-einrichtungen in einem definierten Zeitraum von 18 Monaten nicht erreicht werden*" (Luck et al (2011), S. 23). Neben dem primären Endpunkt, ergab sich auch zu keinem der sekundären Endpunkte (Selbstpflege-kompetenz, gesundheitsbezogene Lebensqualität, Mortalität oder Kosteneffektivität) eine relevante Signifikanz bezüglich der Intervention; außer beim beschriebenen Punkt des Sturzrisikos. Eine Berechnung der Numbers Needed to Threat bzw. Mummers Needed To Harm ist ausgeschlossen, wenn keine Signifikanz gegeben ist. Aber auch bezüglich des Sturzrisikos ist eine Berechnung nicht möglich, da die erforderlichen Daten so nicht vorliegen. Schon von der Fragestellung wäre dies wenig sinnvoll, da es ja kaum von einer bestimmten Anzahl von Hausbesuchen abhängen wird, bis ein Sturz vermieden wird.

Bezüglich der Validität und der Relevanz für die Praxis der Studie insgesamt, eingeschlossen das scheinbar positive Teilergebnis, komme ich zu einer negativen Beurteilung. Diese Studie könnte jedoch ein gute Ausgangslage für weitere Forschung bieten. Eine stärker differenzierte Betrachtung, die sicherlich meine Kritikpunkte relativieren könnte, kann aufgrund des beschränkten Umfangs dieser Arbeit hier nicht erfolgen.

7 Fazit

Die Beurteilung dieser Studie hat sich für mich als sehr komplexes und umfangreiches Unterfangen erwiesen. Dies nicht nur aufgrund meiner Schwierigkeiten bei der Suche nach Veröffentlichungen, auch schon die eigentliche Studie an sich erschien mir umso komplexer, je länger ich mich mit ihr befasst habe.

Im Zentrum stehen für mich die Instrumente das geriatrischen Assessments, auf die ich hier jedoch des Umfangs wegen nicht näher eingegangen bin, und mehr noch die daraus abgeleiteten Interventionen mit Blick auf die Qualität der Beratung. Die Untersuchung dieses Ausschnittes wäre schon eine Forschung für sich, jedoch wohl eher qualitativer Natur. Den grundlegenden Gegenstand des präventiven Hausbesuches sehe ich als wichtiges Thema für Pflegeforschung. Hier kann ich der Argumentation der Verfasser folgen, auch dass quantitative Forschung durchaus angebracht ist. Jedoch sehe ich hier, gerade aufgrund der Fragestellung, eine Mischung von quantitativer und qualitativer Forschung als sinnvoller an.

Eine weitere Herausforderung bedeuteten für mich die englischsprachigen Texte. Ich bin aber froh, dass ich mir die Zeit dazu genommen habe. So konnte ich erfahren, dass ein wissenschaftlicher Text auf Englisch kein unüberwindbares Hindernis für eine Hausarbeit darstellt. Und es war dann nicht weiter tragisch, als ich am Schluss meiner Arbeit dann doch noch auf eine deutsche Fassung stieß, mit der ich mir zuvor hätte Arbeit sparen können.

Auf den Inhalt meiner Beurteilung bezogen, konnte ich Einblicke in die verbesserungs-würdige Praxis der wissenschaftlichen Forschung bekommen. Aber ebenso wurde mir bewusst, welch hohe Kunst es ist, wissenschaftliche Forschungs-Ansprüche zu erfüllen.

Auf die Studie selbst bezogen komme ich zum Schluss, dass im dem Auswahlkriterium der Teilnehmer, die 80 Jahre oder älter sein mussten, ein Hauptgrund des fehlenden Effektes zu sehen ist. Ähnlich sieht es der Verfasser (vgl. Luck et al (2011), S. 23). Es scheint mir hier sehr beachtlich, welche Auswirkungen ein falsch eingeschätztes Eingangsdetail auf das gesamte Studienergebnis haben kann.

Verzeichnis der Anlagen:

-Fleischer, S. et al (2008): Growing old at home - a randomized controlled trial to investigate the effectiveness and cost-effectiveness of preventive home visits to reduce nursing home admissions: study protocol [NCT00644826], BMC Public Health,   download am 30.06.2013 von http://www.ncbi.nlm.nih.gov/pmc/articles/PMC2430204/pdf/1471-2458-8-185.pdf

- Luck, T. et al (2013) Effectiveness of preventive home visits in reducing the risk of falls in old age: a randomized controlled trial, in Clinical Interventions in Aging, Dovepress, download am 28.09.2013 von http://www.ncbi.nlm.nih.gov/pmc/articles/PMC3684143/pdf/cia-8-697.pdf

Literaturverzeichnis:

- Bortz, J.; Döring, N. (2006): Forschungsmethoden und Evaluation für Human- und Sozialwissenschaftler, 4. Auflage, Springer Medizin Verlag, Heidelberg

-Fleischer, S. et al (2008): Growing old at home - a randomized controlled trial to investigate the effectiveness and cost-effectiveness of preventive home visits to reduce nursing home admissions: study protocol [NCT00644826], BMC Public Health,   download am 30.06.2013 von http://www.ncbi.nlm.nih.gov/pmc/articles/PMC2430204/pdf/1471-2458-8-185.pdf

- Gebert, A.; Schmid, C. (2009): Das Konzept präventiver Hausbesuche, in Deutsches Institut für angewandte Pflegeforschung e.V. (Hrsg.): Präventive Hausbesuche bei Senioren. Handbuch für Berater, Schlütersche Verlagsgesellschaft, Hannover

 - König, P. (2013): PPT-Präsentation zur Lehrveranstaltung: Evidenzbasierung in der Pflege an der katholischen Hochschule Freiburg, unveröffentlichtes Manuskript

- Luck, T. et al (2013): Effectiveness of preventive home visits in reducing the risk of falls in old age: a randomized controlled trial, in Clinical Interventions in Aging, Dovepress, download am 28.09.2013 von http://www.ncbi.nlm.nih.gov/pmc/articles/PMC3684143/pdf/cia-8-697.pdf

- Luck, T. et al (2011): Altern zu Hause - Unterstützung durch präventive Hausbesuche. Eine randomisierte kontrollierte Interventionsstudie. Ergebnisbericht Pflegeforschungsverbund Mitte-Süd, Hallesche Beiträge zu den Gesundheits- und Pflegewissenschaften, download am 09.11.2013 von http://www.medizin.uni-halle.de/fileadmin/Bereichsordner/Institute/ GesundheitsPflegewissenschaften/Hallesche_Beitr%C3%A4ge_und_EBN/Halle-PfleGe-10-08.pdf

- Meinck, M. (2012): Präventive Hausbesuche für ältere Menschen in: Günster, C. et al (2012): 2012, Versorgungs-Report, Schwerpunkt: Gesundheit im Alter, S. 249 – 258, Schattauer Verlag, Stuttgart

- Meinck, M. et al (2004): Präventive Hausbesuche im Alter: eine systematische Bewertung der vorliegenden Evidenz, Georg Thieme Verlag, Stuttgart

- Universitätskliniukum Halle, ohne Jahresangabe, Internetseite zum Projekt Altern zu Hause - Unterstützung durch präventive Hausbesuche, http://www.medizin.uni-halle.de/index.php?id=670

- Vatter. A. (1998): Konstanz und Konkordanz, Die Stabilität kantonaler Regierungen im Vergleich, Swiss Political Science Review 4(1): 1-21, download am 10.10.2013 von http://onlinelibrary.wiley.com/doi/10.1002/j.1662-6370.1998.tb00230.x/pdf am 15.11.2013

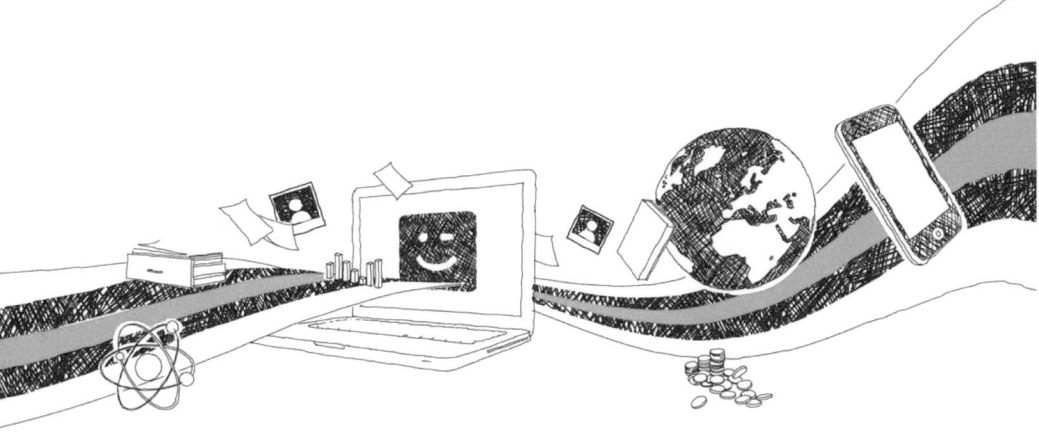
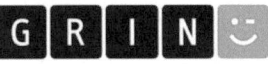